FENG SHUI POUR 2019

ATTIREZ BEAUCOUP D'ARGENT ET DE CHANCE À VOTRE VIE, LA SANTÉ, L'AMOUR, L'ABONDANCE ET BEAUCOUP DE RICHESSE CETTE NOUVELLE ANNÉE POUR VOUS, VOTRE FAMILLE ET VOTRE MAISON

Jorge O. Chiesa

Table des matières

Introduction : Mise en route... Qu'est-ce que le Feng Shui ?...5

Les méthodes du Feng Shui.................................10

Les cinq éléments du Feng Shui 14

Les couleurs du Feng Shui.................................23

Comment créer une maison heureuse avec le Feng Shui ?...37

Si votre maison est dans le chaos.... J'ai incorporé le Feng Shui aussi vite que possible !.................44

Pourquoi vous ne devriez pas utiliser l'alignement direct pour vos portes de maison ..48

Feng Shui pour votre cuisine 52

Créer de la richesse et de l'abondance en utilisant le Feng Shui dans votre salle de bain.................58

Mise en œuvre de miroirs avec le concept de Feng Shui 62

Feng Shui dans votre chambre à coucher pour améliorer votre vie amoureuse.................66

Votre entreprise à la maison, grâce au Feng Shui..73

Utilisez le Feng Shui pour votre entreprise Internet 81

Utilisation du Feng Shui pour une entreprise de vente au détail 85

Comment obtenir un consultant en Feng Shui ?......89

Conclusion 91

Introduction : Mise en route...
Qu'est-ce que le Feng Shui ?

Le Feng Shui (prononcez"fung shway") est une ancienne pratique chinoise impliquant l'art et la science. Elle existe depuis des milliers d'années. La pratique est basée sur les lois du ciel et de la terre pour aider les gens à équilibrer leurs énergies dans un espace. C'est pour les aider à recevoir fortune et santé.

Le mot "feng" signifie vent et "shui" signifie eau. Par conséquent, Feng Shui signifie "vent et eau". Les Chinois locaux placent le vent qui est doux et l'eau qui est claire dans un endroit. C'est pour représenter la bonne santé et la récolte.

Le Feng Shui est fier de penser que la

terre inclut le Chi. Le travail de Chi est lié à l'énergie. Dans l'Antiquité, les Chinois affirmaient que l'énergie de la terre serait bonne ou mauvaise pour les autres.

Le Feng Shui vient des idéaux taoïstes pour traiter avec la nature. Le taoïsme concerne les croyances religieuses et philosophiques. Le taoïsme a une forte influence en Asie.

Le taoïsme est également responsable de la naissance des concepts yin et yang. Yin et yang traitent des aspects opposés d'un phénomène ou comparent deux phénomènes. Ils représentent la qualité de la correspondance que l'on trouve dans la plupart des domaines de la science et de la philosophie chinoises. La médecine chinoise ancienne en est un exemple.

En plus de cela, les cinq principaux

éléments du Feng Shui sont également dérivés du Feng Shui. Quand une analyse de Feng Shui est faite, la boussole et le Ba-Gua sont utilisés. Le Ba-Gua est une grille en forme d'octogone.

Cette grille a des symboles I Ching. En fait, le Feng Shui est basé sur cette prémisse. Pour que vous puissiez connecter les zones de votre maison avec le Feng Shui, vous devez comprendre le concept du Ba-Gua.

La boussole est aussi connue sous le nom de "lo-pan", elle permet d'obtenir des informations complémentaires sur une installation. L'aiguille magnétique est entourée d'anneaux concentriques qui sont placés stratégiquement. Le mot "elle" signifie tout et "pain" signifie bol. Lo-pan est utilisé pour ouvrir les mystères de l'univers.

Lorsque vous apprenez le Feng Shui, vous devez commencer au niveau de base pour vous de comprendre l'ensemble du processus. Après avoir eu une bonne compréhension du Feng Shui au niveau de base, vous obtiendrez des résultats phénoménaux. Les résultats affecteront la façon dont vous percevez le Feng Shui. Vous voudrez l'utiliser régulièrement à la maison et au travail.

Lorsque vous êtes engagé dans le Feng Shui, vous aurez besoin de remèdes pour avoir une vie meilleure. Il y a différentes choses qui peuvent être utilisées pour y parvenir. En voici cinq :

> Aquarium
> Sources
> Cristaux
> Couleur

> Montres

Les méthodes du Feng Shui

Certaines de ces méthodes sont faciles à utiliser ; cependant, pour ce qui est de la partie principale, cela peut prendre un certain temps, par exemple plusieurs années pour s'y habituer. Apprendre le Feng Shui n'est pas aussi facile qu'on le pense.

Pour ce type de configuration, vous devez toujours commencer par le début avec les bases, puis remonter. Il vous permet, à vous et aux autres, d'aller de l'avant plus facilement. Ensuite, vous pouvez faire des pas progressifs vers les phases avancées du Feng Shui. Tout d'abord, voici ce que vous pouvez mettre en œuvre :

- Air et lumière de bonne qualité - Vous devez avoir ceci dans votre maison pour maîtriser les principes du Feng Shui. Vous pouvez bénéficier d'un bon Chi quand vous incorporez les deux.

Pour appliquer ce principe, c'est une bonne idée de laisser entrer la lumière naturelle dans votre maison. Les fenêtres devraient être ouvertes fréquemment. Si vous êtes un amoureux des plantes, investissez dans des plantes purificatrices d'air pour le Feng Shui.

- Ba-Gua - Utilisez la boussole pour activer la carte énergétique de votre maison. Lorsque vous vous connectez à votre Ba-Gua, vous découvrirez quelles zones ou pièces de votre maison sont liées au concept du Feng Shui.

- Débarrassez-vous de ce trouble - Vous

devriez vous débarrasser de tout ce qui ne signifie rien pour vous ou qui vous rappelle des événements ou des sentiments négatifs dans votre vie. Si vous avez beaucoup d'encombrement, vous ne pouvez pas tout enlever du jour au lendemain.

Après avoir fait cela, vous aurez l'impression qu'un lourd fardeau a été soulevé de vos épaules. C'est une chose très importante à faire parce que vous aurez une version. Il vous sera également plus facile de passer à la phase suivante.

- **Cinq éléments** - Familiarisez-vous avec les cinq éléments du Feng Shui. Pour certains domaines, certains éléments devront être plus forts. Cela dépend de ce que vous essayez d'attirer dans votre vie. Il dépend également de la zone de votre maison que vous recherchez pour mettre en œuvre le Feng Shui.

- **Élément de naissance** - Le bois et le feu sont considérés comme des éléments et avec cela vous aurez besoin d'une couleur pour correspondre avec les éléments. En plus de cela, vous aurez besoin d'incorporer des formes pour correspondre à l'élément et la couleur pour le Feng Shui.

Les cinq éléments du Feng Shui

Le principe des cinq éléments est important pour le concept du Feng Shui. Ils fonctionnent d'une certaine manière en fonction de la rotation des Cycles Productif et Destructif. Les cinq éléments correspondent à une certaine couleur. Certains éléments utiliseront plus d'une couleur. La meilleure façon d'utiliser ces éléments est d'ouvrir votre espace à plus de bonheur.

Voici les cinq éléments et leurs couleurs correspondantes :

- **Bois** - Représente et fournit de l'énergie pour la santé et la vitalité ; représente aussi l'abondance et est considéré comme un remède à la richesse et à la prospérité. Cet élément réside dans les zones Est et Sud-Est de votre espace. L'élément en bois est également bon pour une utilisation dans le sud. Les couleurs de l'élément en bois sont le brun et le vert.

- **Feu** - Représente une grande énergie et passion ; fournit de l'énergie aux choses qui sont liées à la course. Il vous aidera également à être reconnu pour vos réalisations. Cet élément se trouve dans les zones Sud, Nord-Est et Sud-Ouest de votre espace. Les couleurs de l'élément Feu sont rouge, orange, violet, rose et jaune vif.

- **Eau** - Représente l'aisance, l'abondance et la fraîcheur ; représente aussi le calme et la

pureté. L'eau représente
l'abondance et est considérée
comme un remède pour le Feng
Shui. Il peut être utilisé dans les
zones Nord, Est et Sud-Est de votre
espace. Les couleurs de Water
Element sont le bleu et le noir.

- **Terre** - Représente le fait
d'être stable et nourri ; représente
aussi la protection de leurs
relations. Il peut être utilisé dans
les zones Nord-Est, Sud-Est et
Centre de votre espace. Les
couleurs de l'élément Terre sont le
beige et le jaune.

- **Métal** - Représente la
précision et la clarté ; il représente
aussi la précision et l'efficacité.
Vous pouvez vivre avec clarté et
lumière. Il peut être utilisé dans les
zones Ouest, Nord et Nord-Ouest

de votre espace. L'élément métallique est idéal pour votre maison ou votre entreprise. Les couleurs de Metal Element sont le blanc et le gris.

Les cycles productif et destructif contrôlent les cinq éléments du Feng Shui. Le bois fait partie du cycle productif qui produit l'élément eau. Le Cycle continue avec la création du Feu, de la Terre, du Métal et enfin et surtout de l'Eau, dans cet ordre. Le cycle ne s'arrête pas et ne se complète pas. Ils maintiennent également un flux positif entre eux.

Bien qu'il soit à l'extrême opposé, le cycle destructif est aussi important que le cycle productif. Tout ce qui est négatif ou qui contribue à la décomposition est éliminé. Cela cède la place à des choses qui sont positives et aideront dans le processus de Feng Shui.

Avec ce cycle, le bois est responsable de la séparation de la Terre. La Terre, à son tour, absorbe l'eau ; l'eau éteint le feu ; le feu fait fondre le métal ; et le métal coupe le bois. C'est aussi un autre cycle qui tourne en rond et ne s'arrête pas.

Vous devrez utiliser des couleurs différentes pour chaque direction :

- ✓ *Est et Sud-Est* - dominante verte

- ✓ *Sud* - Dominant rouge

- ✓ *Sud-Ouest* - Jaune dominant

✓ *Ouest et Nord-Ouest* - Blanc ou Métallique dominant

Avec les adresses et les agencements de couleurs, vous pouvez utiliser des couleurs alternatives pour les couleurs de base. Le bleu et le noir peuvent être utilisés pour l'est et le sud-est. Tout ce qui appartient à la famille des rouges peut être utilisé pour le sud-ouest et le nord-ouest.

Tout ce qui appartient à la famille des jaunes, beiges et bruns, ainsi que n'importe quelle combinaison, peut être utilisé pour l'Ouest et le Nord-Ouest. Le blanc est la couleur utilisée dans le Nord parce que le métal crée l'eau. Au Sud, le vert peut être utilisé parce que le bois crée le feu.

Les couleurs n'ont pas besoin d'être

seules. Ils peuvent être complétés ou combinés avec d'autres pour créer des énoncés puissants. Avec le Feng Shui, vous devez maintenir l'équilibre et l'harmonie. Ces attributs sont nécessaires pour maintenir le flux de Chi dans un format positif.

L'énergie Yang vient de l'élément Feu. Elle est représentée par la couleur rouge. D'autres choses qui aident à fournir plus d'énergie sont les bougies et les lumières. Si vous voulez plus d'intimité quand il s'agit d'être proche, il faudrait l'énergie de la Terre. Les choses qui contribuent à l'énergie de la terre peuvent aider votre mariage d'une manière positive. Ils peuvent également vous aider dans différentes relations.

Vous pouvez utiliser des choses comme les cristaux et la céramique, des choses faites d'argile pour améliorer cela. Puisque le Métal est créé par la Terre, le Métal peut profiter de ses avantages. Le métal est également l'un des éléments Yang qui a un effet positif. Le métal est également responsable de la création de l'eau. Cela peut aider avec le flux de Chi.

Avec de l'eau dans le cadre de l'écoulement Chi, l'écoulement ne s'arrête pas. L'eau aide le Chi à s'écouler dans différents domaines de la vie. Avec le Feng Shui, l'eau qui coule est considérée comme calme et relaxante. Vous pouvez l'utiliser pour alimenter votre maison.

Si vous voulez avancer ou commencer votre carrière professionnelle, l'eau peut être utilisée à cette fin. Elle représente aussi la richesse et la prospérité. Une bonne chose à mettre en pratique pour cela serait un aquarium ou une source d'eau. Il peut y avoir des vibrations positives dans certaines parties de votre maison. Un endroit où l'eau n'est pas recommandée est la chambre à coucher.

L'élément en bois est également relié à votre maison et à votre jardin. Des objets en bois peuvent être placés dans certaines zones pour obtenir plus de richesse. Ils peuvent être placés près des plantes et des fleurs. Une autre chose qui peut augmenter la richesse est l'installation d'un banc en bois dans la zone de votre jardin qui est désigné pour la richesse.

Les couleurs du Feng Shui

Noir

Le noir est la couleur du mystère. Elle offre également une protection. Elle symbolise la nuit quand il fait sombre et représente aussi un espace vide. Même avec cela, il fournit de l'intensité à n'importe quel endroit. S'il est utilisé fréquemment, il peut créer une atmosphère lourde. Le noir est également utilisé pour donner de la force.

Cette couleur peut être utilisée à l'est, au nord et au sud-est. Il ne devrait pas être utilisé dans le Sud. Il peut être utilisé dans la chambre d'un enfant, mais pas beaucoup. Il peut également être utilisé dans les parties communes de votre maison.

Si vous essayez d'attirer des possibilités de carrière, il peut être utilisé dans n'importe quelle région du Nord de l'espace. Le noir peut être combiné avec le blanc pour l'utilisation dans les meubles.

Marron

La couleur marron est utilisée à l'Est, au Sud-Est et au Sud. L'énergie de cette couleur fournit beaucoup d'éléments nutritifs. Elle peut être associée à différents aliments et boissons, comme le chocolat et le café.

Brown peut également être utilisé pour les parties communes de votre maison. Vous ne devriez pas porter trop de brun pour la chambre à coucher d'un enfant ou la zone sud-ouest. S'il y a trop de couleur dans une zone, cela peut empêcher les gens de s'avancer.

Vert

Cette couleur représente une renaissance et un nouveau départ. Le vert fournit de la nourriture et maintient la paix dans votre vie. Une fois incorporé avec le Feng Shui, vous devriez utiliser différentes versions vertes, plutôt qu'une seule.

Vous pouvez utiliser des plantes qui ont un feuillage frais. Le vert est également connu pour ses vertus cicatrisantes. Il peut être utilisé davantage dans les zones Sud, Est et Sud-Est.

Il existe différentes versions de cette

couleur qui peuvent être utilisées en Feng Shui.

Rouge

Lorsque les couleurs pour le Feng Shui sont utilisées dans le bon format, votre environnement sera le destinataire de la bonne énergie Feng Shui. La couleur rouge contribue à l'apport d'énergie de l'élément Feu.

Le feu peut être considéré comme un aspect créatif et destructeur. Le feu est un symbole du soleil, de la vie et de l'énergie qui en découle. Avec cet élément dans votre maison, vous pouvez éprouver le bonheur et le désir de vous épanouir sexuellement.

Le rouge représente aussi la passion et

la célébration. Les Chinois utilisent le rouge pour le bonheur et la chance. En Inde, le rouge est utilisé pour les mariages et les mariages, et en Occident, le rouge représente la romance et le courage.

Quand les gens décorent, le rouge est utilisé pour s'enrichir. Veuillez noter que vous ne devez pas porter trop de rouge. Sinon, elle peut provoquer de la colère et une stimulation excessive.

Avec le Feng Shui, le rouge peut être utilisé avec prudence dans les chambres d'enfants. Il peut également être utilisé dans les parties communes de la maison, telles que la salle à manger, le salon et la cuisine.

Dans les régions de l'Est, du Sud-Est, de l'Ouest et du Nord-Ouest de votre maison, vous pouvez utiliser la couleur rouge, mais vous êtes limité à la quantité que vous devez utiliser. Le rouge est un candidat parfait pour une utilisation dans le Sud.

Orange

L'orange a été surnommé la couleur "sociale". Orange est responsable de fournir l'énergie du Feng Shui pour engager des conversations animées et avoir de bons sentiments dans votre maison. Lorsque la saison hivernale approche, elle peut être un rappel de la saison estivale. Les feux de coffre entrent également en jeu avec la couleur orange.

Tout comme le rouge représente le feu, l'orange représente le feu. Pas une bonne couleur pour l'ouest et le nord-ouest. En outre, cette couleur ne devrait pas être vue à l'Est et au Sud-Est.

Ces zones sont contrôlées par d'autres éléments du Feng Shui.

Orange peut être utilisé pour les espaces communs tels que le salon, la salle à manger, la cuisine et partout où l'environnement peut avoir de l'action et beaucoup d'énergie. C'est une bonne idée d'avoir quelques produits ou accessoires de Feng Shui.

Comme l'orange est considéré comme une couleur douce et chaude, il est facile à incorporer avec le Feng Shui. C'est un beau spectacle à regarder comme un coucher de soleil. Il met en valeur les pièces et les met en valeur.

Pourpre

N'abusez pas de la couleur pourpre.

Cette couleur est très forte, et a une relation avec l'esprit. Son utilisation sur le mur n'est pas recommandée. Cependant, il peut être utilisé dans un espace où la méditation a lieu. Si vous utilisez cette couleur à la maison, soyez très modéré dans votre utilisation. Vous pouvez utiliser des couleurs plus claires. Il peut être utilisé dans les zones Est-Sud et Ouest, dans certaines limites.

Une bonne façon pour la couleur pourpre à mettre en œuvre est d'utiliser l'Améthyste Feng Shui cristal.

Rose

La couleur de l'amour est rose. Il peut également être utilisé pour garder l'énergie calme. Il agit aussi pour calmer le cœur et lui donner beaucoup d'amour. Cette couleur est principalement utilisée dans la région sud-ouest. C'est aussi conforme au mariage. Lors de la décoration, une rose douce est utilisée. Quand il y a de l'énergie chaude et lourde, la rose chaude est utilisée.

Le rose est idéal pour la chambre d'une petite fille ; quelle petite fille ne voudrait pas de cette couleur ? D'accord, il y en a peut-être, mais ils sont probablement peu nombreux. Il existe plusieurs combinaisons communes de rose qui comprennent le rose et le noir et le rose et le vert. Le rose et le vert représentent l'activité. Le rose et le noir représentent un style rétro.

Avec le Feng Shui, les cristaux de quartz rose peuvent être utilisés pour l'amour. Les cristaux sont d'un rose tendre qui calme l'âme.

Jaune

Le jaune rappelle le soleil. Il peut éclairer n'importe quel espace et fournir une atmosphère chaleureuse. En ce qui concerne le jaune, vous avez le choix entre de nombreuses options. Cette couleur est un meilleur choix pour la chambre et le salon d'un enfant.

Si vous avez une pièce terne, l'utilisation du jaune vous donnera beaucoup de lumière. Fournit l'élément Feu, mais dans un format plus doux que le rouge. C'est plus facile à traiter à plus grande échelle. Le jaune peut aussi être utilisé pour donner de l'estime de soi. Si vous utilisez du jaune chaud, n'en utilisez pas trop. Le jaune peut être utilisé dans les régions de l'Est et du Sud-Est.

Gris

Le gris est généralement considéré comme une couleur terne qui n'a pas beaucoup de vie. Cependant, il y a une nuance de gris (gris noble) qui est considérée un peu plus optimiste que la couleur régulière. Le gris est utilisé dans l'ouest, le nord-ouest et le nord du Ba-Gua.

N'en utilisez pas trop à l'est et au sud-est. Le bois est l'élément dominant dans ces zones. Croyez-le ou non, le gris peut fournir de l'énergie Feng Shui dans la plupart des zones communes de votre maison.

Il peut fournir un foyer clair à n'importe quel espace dans votre maison. Le gris représente également l'énergie de l'élément métallique.

Blanc

La couleur blanche représente les rituels
du Yoga. Avec le Feng Shui, il représente
la tranquillité et l'innocence. C'est aussi un
début et une fin. Il a une approche propre
et fraîche. Il peut être utilisé à des fins de
Feng Shui n'importe où dans votre
maison.

Dans l'Est et le Sud-Est, ce n'est pas
une bonne idée d'utiliser tout en blanc.
Vous pouvez utiliser d'autres couleurs
pour vous mélanger avec elle.

Vous pouvez avoir un espace vide dans
votre salle de bain ou dans la salle de
médiation. Cela vous aidera à guérir à la
maison. Elle peut aussi offrir des
possibilités jamais explorées auparavant
et un avenir prometteur.

Bleu

Le bleu représente un ciel clair et des eaux claires. Il peut être utilisé à l'est et au sud-est de n'importe quel espace. Comme le bleu est lié à l'eau, l'énergie est responsable de l'alimentation de l'élément bois. Il peut également être utilisé pour la décoration ou l'art.

Le bleu peut également être utilisé comme couleur pour les plafonds. Il a été noté que les étudiants réussissent mieux dans leurs études lorsqu'ils ont un toit bleu.

Pour l'harmonie, une couleur bleu clair fonctionnerait bien. Pour la paix et la tranquillité, une couleur bleu foncé serait préférable. Une couleur bleu foncé peut être appliquée dans votre chambre à coucher pour vous aider à dormir.

Pour les régions du Sud, de l'Ouest et du Nord-Ouest, le bleu foncé ne devrait pas être beaucoup utilisé. Les couleurs bleu et blanc peuvent être combinées pour fournir de l'énergie.

Comment créer une maison heureuse avec le Feng Shui ?

Les zones qui sont incorporées avec le Feng Shui sont construites pour avoir de l'énergie à l'esprit. Il y a toujours de l'énergie autour de nous qui continue à circuler chaque minute de la journée. Vous pouvez faire la même chose à la maison. Incorporer les principes du Feng Shui peut vous aider à avoir une maison saine et heureuse.

Lorsque vous faites cela, attendez-vous à ce que l'atmosphère change. Lorsque les gens viendront nous rendre visite, ils se sentiront plus heureux d'être chez eux et en votre présence. Quand ils seront heureux, tu le seras. Si vous étiez pessimiste avant, votre comportement changera à l'inverse. Tant que vous maintenez l'échange d'énergie positive, vous serez en mesure de goûter le type d'environnement.

Familiarisez-vous avec certaines parties de votre maison. Plus vous êtes au courant de ce que les domaines sont englobés, plus vous aurez de succès dans l'incorporation de ces domaines avec les principes du Feng Shui. Vous pourrez ainsi l'appliquer à d'autres aspects de votre vie, y compris vos relations avec votre famille et vos amis.

Examinons certaines choses qui peuvent faire avancer les choses et les améliorer :

> Vous devez avoir un lien avec votre domicile. Examiner les zones de votre maison et déterminer quelles parties ne sont pas alignées avec les principes du Feng Shui. Tout

ce qui n'est pas aligné aura éventuellement un effet néfaste sur votre vie. Cela vous permettra également de ne pas avoir autant d'énergie dans ces zones.

➢ Ne réagissez pas de façon excessive si votre maison ou les pièces qui s'y trouvent ne réagissent pas comme vous le souhaiteriez. Par exemple, si vous avez un sous-sol dans votre maison qui a besoin d'être peint, ne vous dérangez pas parce qu'il n'a pas été peint.

➢ Créez quelques instructions de Feng Shui pour vous afin que vous puissiez aller de l'avant et faire le travail. Ne vous fâchez pas ou ne vous agitez pas en les compilant. Considère ça comme quelque chose à faire.

➢ Il y aura un temps où vous pourrez exprimer vos émotions, mais ne les laissez pas être un obstacle à votre tâche.

➢ Lorsque vous éliminez l'encombrement de votre maison, vous êtes en mesure de fournir une énergie positive et fraîche. Par conséquent, votre maison sera également plus saine. Le désordre représente la confusion et l'indécision.

Cela peut s'avérer être une chose négative pour vous si vous travaillez à intégrer le Feng Shui dans votre vie. Une fois le trouble disparu, vous aurez un sentiment de soulagement et le stress que vous avez subi disparaîtra. Cela peut aussi vous aider à avoir l'esprit en paix.

Une autre chose qui manque à certaines personnes, ce sont les relations, qu'il s'agisse d'un mariage, d'une amitié ou d'une relation avec leurs enfants, leurs frères et sœurs, leurs parents ou d'autres parents. Eh bien, avoir des relations positives peut vous donner plus d'énergie.

Les gens veulent sentir que quelqu'un se soucie de leur bien-être. Le maintien de tout type de relation exige du travail et ne se fait pas du jour au lendemain. Il y en a qui sont en bonne santé et d'autres qui restent sur la route.

En ce qui concerne votre maison, il y a quelques moyens qui peuvent vous aider à garder vos relations fraîches et positives :

- Changez le format de vos meubles. Si

vous avez assez d'espace, déplacez-le sur un autre angle ou sur un autre mur. N'entreposez pas de meubles tels qu'un canapé, un lit, une table ou des chaises dans le même format chaque année. Ça commence à devenir monotone. Le déménagement de vos meubles peut aider à fournir plus d'énergie dans ce secteur.

- Quelle que soit la zone de votre maison, concentrez-vous sur la fourniture d'énergie supplémentaire qui est positive. Vous pouvez le faire en mangeant des fruits frais, des fleurs fraîches ou tout ce qui est frais et qui se distingue.

- Vos chambres, salles de bains et placards doivent être libres de tout encombrement. Il devrait s'agir d'endroits que les gens ne verraient pas d'inconvénient à ce que vous montriez votre maison à quelqu'un.

- Avoir une télé dans sa chambre n'est pas forcément une bonne idée. Cela peut être une distraction par rapport à son but réel.

- Ayez des photos de vous et de vos proches dans un format positif.

- N'encombrez pas les gens et ne les laissez pas vous encombrer. Chacun a besoin d'espace et de temps pour soi.

- Écoutez une musique qui détend et calme l'âme. Certains types de musique peuvent fournir une grande énergie dans le bon environnement.

Si votre maison est dans le chaos.... J'ai incorporé le Feng Shui aussi vite que possible !

Le Feng Shui peut ne pas fonctionner très bien lorsque votre maison est située dans un cul-de-sac. Cependant, cela ne s'applique pas à toutes les maisons dans cette zone courbe. Il y a des maisons qui ont un bon flux d'énergie qui n'ont pas encore le flux de Chi qui les traverse.

Voici quelques explications sur les raisons pour lesquelles une maison sans issue peut ne pas recevoir le bon flux de Feng Shui qu'elle doit :

- Lorsqu'une maison est dans une impasse, il y a un mouvement de va-et-vient de l'énergie partagée entre les maisons de trois personnes ou plus. L'énergie à l'intérieur de ces maisons hésite et ne peut être tranquille. Cela réduit la quantité d'énergie qui s'écoule ; bien sûr, cela dépend des maisons dans ce cul-de-sac particulier.

Voici quelques moyens de résoudre le problème de l'impasse du Feng Shui :

- Le paysage doit être propre et fournir de l'énergie. Les maisons doivent également avoir un support de qualité, robuste et durable. Les Evergreen peuvent également être installés à l'arrière de la maison.

L'allée qui mène à l'avant de la maison doit être incurvée. Aussi à l'avant de la maison, plantez de la verdure et décorez-les de pierres colorées. Au moins la personne qui vient vous rendre visite aura quelque chose à regarder lorsqu'elle marchera vers l'avant de votre maison.

- Installez une fontaine ou de l'eau en mouvement à l'extérieur de votre maison. Ou vous pourriez installer un bain d'oiseaux. Avec le Feng Shui, la fontaine ou le bain d'oiseaux devrait être installé dans la direction dans laquelle votre maison est orientée. De plus, l'eau doit s'écouler dans le même sens.

- Votre porte d'entrée doit être d'une certaine couleur. Si votre porte est orientée vers le nord, vous pouvez choisir une couleur noire ou bleue pour la porte. Puisque cela représente le calme, vous n'avez pas à vous inquiéter d'une grande confusion dans et autour de votre maison.

Rappelez-vous juste que chaque maison est différente, donc il peut y avoir quelques maisons dans un cul-de-sac particulier qui peuvent avoir beaucoup de puissance pour le Feng Shui. Il y en a peut-être à l'extérieur de cette zone qui n'ont pas cette énergie. Plusieurs facteurs entrent en jeu dans ce scénario.

Pourquoi vous ne devriez pas utiliser l'alignement direct pour vos portes de maison

Lors de l'utilisation du Feng Shui, il est important que les portes intérieures et extérieures de la porte soient couvertes. Beaucoup de gens s'inquiètent du fait que cette partie de la maison semble être à l'arrière-plan. Cependant, il est tout aussi important, sinon plus, que le reste des espaces de la maison. L'alignement direct de plus d'une porte n'est pas adéquat. Il peut contribuer au Feng Shui maléfique.

Bien que le concept du Feng Shui est d'avoir un équilibre avec le flux d'énergie dans votre maison, avoir un alignement direct avec plus d'une porte ne peut fonctionner. La qualité du flux d'énergie du Feng Shui est sujette à diminution.

Un domaine où vous ne voulez pas le faire, c'est celui des portes avant et arrière. La plupart de l'énergie du bon Feng Shui vient de la porte d'entrée. Si ces deux portes sont alignées, l'énergie peut passer par la porte arrière. Ce n'est pas bon parce que l'énergie du bon Feng Shui doit pénétrer à travers votre maison. La nourriture est également nécessaire.

Prenez note du type d'énergie créée dans votre maison. Si ce n'est pas assez, voyez ce que vous pouvez faire pour créer plus d'énergie pour un meilleur Feng Shui. Cependant, si votre porte comporte des portes qui sont directement alignées les unes avec les autres, il y a certaines choses que vous pouvez faire pour remédier à cette situation :

-    Pour que vous puissiez changer l'emplacement des portes, vous devrez peut-être changer la couleur de l'une d'elles. Après le changement de couleur, la relation sera différente, l'une des portes aura plus de force que l'autre.

-    Là où il y a de l'énergie, vous pouvez mettre une petite table ronde. L'énergie sera dirigée ailleurs et l'énergie ralentira. Pour améliorer, ajoutez un vase ou un récipient similaire avec des fleurs fraîches. Cela donnera plus de crédibilité à l'énergie.

-    Si vous ne voulez pas utiliser de fleurs fraîches, achetez une plante avec un pot. Avoir une centrale enverra aussi de l'électricité dans une autre direction.

Le but de faire ces choses est de rediriger l'énergie dans une autre direction. N'oubliez pas d'incorporer le Chi et d'envoyer l'eau dans une autre direction. Il est important de garder l'énergie du Feng Shui couler dans votre maison.

Feng Shui pour votre cuisine

L'incorporation du Feng Shui dans votre cuisine prendra un certain temps. Vous devez voir comment il est placé à l'intérieur de la maison. La cuisine est généralement située à côté de la cour arrière de la maison. Il y a une bonne raison à cela.

D'un point de vue visuel, si la cuisine était à proximité ou à l'avant, elle pouvait poser une mentalité de problèmes d'alimentation et de nutrition. L'avoir devant la maison peut signifier que vous pourriez être tenté de manger à chaque fois qu'il entre dans la maison. Ce serait tout aussi grave si des invités venaient nous rendre visite. La première chose qu'ils aimeraient faire, c'est manger.

Cependant, si votre maison est configurée de cette façon, vous pouvez faire quelque chose à ce sujet. Vous pouvez acheter un rideau et l'installer dans l'entrée de la cuisine. Vous pouvez aussi mesurer les portes françaises à installer à cet endroit. Une autre idée que vous pourriez mettre en œuvre est d'avoir quelque chose qui éveille votre intérêt. Cela peut causer une distraction dans le foyer réel (la cuisine).

Si vous cuisinez, vous devriez avoir un oeil sur l'entrée de la cuisine. Il y a une cuisine où la cuisinière fait face au mur. Pour mettre en œuvre la méthode Feng Shui, les personnes qui cuisinent peuvent mettre un miroir sur le poêle.

Pour les maisons plus récentes, les constructeurs incluent maintenant des îlots qui sont au centre de la cuisine. Ce serait un bon ajout au concept du Feng

Shui. Lorsque l'île est stratégiquement située au centre, la personne qui cuisine peut voir ce qui se passe dans une autre région.

Lorsqu'ils sont ainsi installés, ils peuvent continuer à participer à ce qui se passe dans une région voisine, en plus de continuer à cuisiner.

Ce type de configuration de cuisine est attrayant parce qu'il permet à d'autres personnes d'entrer et d'aider à cuisiner. La personne qui cuisinait à l'origine ne se sentira pas sous-estimée. Elle peut contribuer à une plus grande camaraderie et à l'établissement de liens plus étroits dans les relations.

En Feng Shui, le poêle est le symbole de la santé et de la richesse. Tous les brûleurs doivent être utilisés également en rotation. N'utilisez pas un ou deux brûleurs et ne laissez pas le reste inutilisé. L'utilisation des quatre dans une rotation égale peut vous faire recevoir de l'argent de plus d'une source.

Il a été noté qu'avec les poêles plus anciens, ceux-ci sont vraiment meilleurs parce qu'ils incorporent la méthode Feng Shui pour réduire la vitesse. Regardez bien ce qui se passe et ce que vous faites.

Bien que les aliments cuits au micro-ondes puissent être rapides et pratiques, vous pouvez vous sentir pressé entre-temps.   Les personnes qui pratiquent fidèlement la méthode Feng Shui n'aiment pas utiliser les micro-ondes en raison de la grande quantité de rayonnement.

La cuisine devrait être l'un des endroits les plus propres de la maison. Il doit aussi être exempt de désordre. Si vous avez quelque chose qui ne fonctionne pas correctement ou qui ne fonctionne pas du tout, vous devriez le jeter. Avoir quelque chose qui ne fonctionne pas ou ne fonctionne pas correctement est contraire au but et aux principes du Feng Shui.

Vous pouvez également utiliser différentes méthodes et modèles de conception du concept Feng Shui. Les méthodes les plus couramment utilisées sont un concept de style Shaker, contemporain avec des couleurs solides et un grain de bois et un aspect riche qui vient avec des sculptures et autres articles connexes.

La cuisine doit être suffisamment éclairée et utiliser différents types d'éclairage. Il doit y avoir assez de place pour bouger. Plus vous avez d'espace, mieux c'est. Si cela signifie que vous devez déplacer des machines et des appareils pour créer plus d'espace, qu'il en soit ainsi.

Vous n'avez pas besoin de beaucoup d'équipement de cuisine ou d'ustensiles devant vous. N'utilisez que ce avec quoi vous allez cuisiner. Quand vous avez fini avec ces articles, vous pouvez les placer dans l'évier pour les laver plus tard. Au moins, ils seront à l'écart.

Pour augmenter l'énergie dans la cuisine, vous voudrez peut-être avoir des fruits, des fleurs ou une plante sur la table. Cela rendra également la cuisine plus attrayante. Cuisiner dans la cuisine, c'est là où se trouve le cœur. Vous voulez avoir un endroit où les gens peuvent venir et profiter de votre compagnie.

Créer de la richesse et de l'abondance en utilisant le Feng Shui dans votre salle de bain

Un bain est l'un des endroits où vous pouvez incorporer le Feng Shui à des fins de richesse. Il existe différentes stratégies que vous pouvez utiliser pour y parvenir.

- Couleur - Des différents éléments, vous pouvez utiliser différentes couleurs pour atteindre votre objectif d'attirer l'abondance en utilisant le Feng Shui. Avec le bois, il faut utiliser le brun et le vert ; avec l'eau, le bleu et le noir ; avec la terre, on peut utiliser des couleurs de la collection jaune et marron, comme le jaune clair ou le beige clair.

- Cristaux - Vous pouvez acheter des

cristaux de Feng Shui à utiliser. Mélangez-les avec de l'améthyste, de la citrine, du quartz rose et d'autres de la famille des cristaux. Cette combinaison peut créer une cure d'abondance en Feng Shui.

- Bambou - Un autre remède Feng Shui pour la richesse et l'abondance est d'avoir 8 tiges de bambou chanceux. Cette cure est utilisée par de nombreuses personnes et peut être trouvée chez de nombreux détaillants de fleurs.

D'un autre côté, il y a des gens qui ne prennent pas soin d'eux comme ils le devraient. Le bambou est très facile à entretenir, mais les gens n'essaient pas de le faire. Il représente la tranquillité et la détente. Les cinq éléments du Feng Shui ont un rôle à jouer dans la plante de bambou.

- **Ambiance** - Décorez votre salle de bain pour qu'elle ressemble à un spa. Un spa est un endroit où vous pouvez vous détendre. Obtenir un massage enlèvera tous les soucis du monde. Tu ne penseras qu'à la paix de l'esprit.

- **Trouble** - Éliminer tout excès ou trouble qui n'a pas besoin d'être présent. Si vous avez des articles périmés, débarrassez-vous en. S'il y a des choses que vous n'avez pas utilisées depuis longtemps, débarrassez-vous en aussi. Vous voulez avoir dans votre salle de bains des choses qui représentent une énergie positive. Il est également important que l'éclairage soit bon.

- **Signification de la richesse** - Quelle que soit la richesse qu'elle représente pour vous, mettez-la dans la salle de bains. Il peut s'agir d'une photo, d'un poème ou d'une citation qui vous rappelle la richesse.

- Siège de toilette - Le siège de toilette doit rester baissé lorsqu'il n'est pas utilisé. Cela démontrera que l'énergie sera maintenue et non répartie partout à l'extérieur de cette zone.

Mise en œuvre de miroirs avec le concept de Feng Shui

Les miroirs sont généralement utilisés comme reflets. Les gens s'en servent pour se regarder eux-mêmes. Avec le Feng Shui, ils aident à apporter de l'eau. Ils sont également utilisés pour attirer la méthode Chi en plus d'agrandir l'espace. Les miroirs peuvent changer la façon dont l'énergie circule dans une zone donnée. Ils sont bons pour apporter la paix et une nouvelle perspective sur la vie.

Avec le Feng Shui, trois types de miroirs sont utilisés. En voici un bref résumé :

➢ **Convexe** - Ces miroirs sont considérés comme une protection. Ils sont les yeux et les oreilles et la plupart du temps, sont utilisés en dehors du Feng Shui. Ils peuvent également être utilisés dans le cadre du concept, mais ils doivent être encadrés d'une certaine manière.

> ***Concaves*** - La plupart du temps, ces miroirs ne sont pas utilisés dans le Feng Shui. Le reflet des miroirs est une version plus petite qui est retournée.

> ***Typique*** - Selon la forme et le cadre, il représente une certaine guérison Feng Shui. Ils sont généralement placés dans la partie sud-ouest de votre région.

Il y a aussi le miroir Ba-Gua, qui est distinct des trois miroirs mentionnés ci-dessus. C'est très puissant et la plupart du temps, les gens ne l'utilisent pas correctement. C'est fait pour l'extérieur, pas pour l'intérieur. Si vous ne sentez pas la bonne énergie dans votre maison ou votre entreprise, alors ce type de miroir vous sera utile. Ce miroir ne doit pas être utilisé pour la décoration.

Le miroir Ba-Gua est disponible dans les formats concave et convexe. Ba-Gua est fait de bois et vous pouvez choisir entre le vert, le rouge ou l'or.

Le miroir Ba-Gua est bon à utiliser si vous avez besoin de vous protéger contre le mal ou le danger, comme les attaques contre vous ou s'il y a des gens qui veulent vous blesser.

Vous devriez consulter une personne bien informée Feng Shui pour vous placer dans le bon endroit. La plupart du temps, il est placé au-dessus de l'entrée principale de votre maison. Un endroit à ne pas placer est dans le salon.

Feng Shui dans votre chambre à coucher pour améliorer votre vie amoureuse

Pour avoir une relation positive et intime avec votre partenaire, vous avez besoin d'une bonne salle de feng shui. Les deux pourront passer du temps à se renouveler, sans avoir à s'occuper de beaucoup de choses inutiles.

Un seul meuble important doit être placé dans votre chambre à coucher et c'est le lit. Tu dois avoir de quoi dormir. Obtenez quelque chose de simple comme un cadre de lit en bois avec un matelas naturel. Les draps sous lesquels vous dormez doivent être faits de coton ou de clôture de la meilleure qualité. Il n'a pas d'électronique, sauf une horloge.

Une partie de la culture Yin inclut le sommeil. Il est important que la chambre à coucher soit située à l'arrière de votre maison, où l'activité est minimale. Votre chambre à coucher devrait avoir l'air chaleureuse et confortable. Après tout, c'est là où l'on partage des moments intimes et tendres tout seul.

Voici d'autres suggestions de Feng Shui que vous pouvez utiliser pour votre chambre à coucher :

- La chambre à coucher ne doit pas être placée au-dessus du garage. C'est là que vous pouvez incorporer le faible niveau d'énergie et les problèmes de santé. De plus, les éléments électriques du véhicule stationné dans le garage peuvent

interférer avec votre système
électromagnétique.

   -   Essayez de ne pas utiliser
d'appareils électriques dans la
chambre à coucher. Ces articles
peuvent causer une charge
électrique élevée.

   -   Si possible, la chambre à
coucher ne doit se trouver nulle
part dans la cuisine, la salle de
bains, le salon ou la chambre des
enfants.

   -   Pour que les flammes
continuent de brûler dans votre vie
sexuelle et amoureuse, il doit
toujours y avoir de l'énergie fraîche
dans la chambre à coucher. Ceci
peut être réalisé à l'aide de

cristaux, de bougies ou d'huiles essentielles.

Garder la chambre à coucher avec un bon Feng Shui aidera à maintenir un flux positif et des sentiments sensuels de l'énergie. Une bonne chambre à coucher de Feng Shui devrait être remplie de beaucoup d'amour et de passion. Il devrait aussi être excitant et relaxant.

Voici quelques autres façons de créer une bonne chambre à coucher Feng Shui :

-    Il n'y a pas d'air vicié dans ta chambre. Ouvrez la fenêtre et laissez entrer de l'air frais, si le temps le permet. Vous devriez avoir de l'air frais dans votre chambre à coucher. En plus d'éliminer la plupart des appareils électroménagers, il n'est pas conseillé d'avoir des plantes dans la chambre à coucher.

-   L'éclairage de la chambre doit être réglable. La façon la plus simple d'y parvenir est d'installer un interrupteur d'atténuation. Vous pouvez régler les lumières à un niveau approprié. Vous pouvez également utiliser des bougies, mais achetez des bougies qui ne contiennent pas de toxines.

Utilisez des couleurs qui correspondent à la méthode du Feng Shui. Les couleurs doivent créer un équilibre pour la chambre à coucher. De cette façon, vous serez assuré d'un flux d'énergie positif. Cela vous aidera à mieux dormir. Cela vous aidera aussi dans votre vie sexuelle. Quelques couleurs qui fonctionneraient bien dans la chambre à coucher sont blanc et brun chocolat.

Si vous voulez ajouter de l'art à votre chambre à coucher, choisissez des pièces qui reflètent comment vous voyez votre vie et votre avenir d'une façon positive. N'utilisez pas de pièces qui représentent quoi que ce soit d'autre.

La procédure de Feng Shui pour votre lit devrait être comme suit : Vous devriez pouvoir accéder à votre lit des deux côtés. Le lit ne doit pas être parallèle à la porte de la chambre. Vous pouvez avoir deux petites tables de chaque côté du lit. Faire ces choses aidera à équilibrer votre lit et votre chambre à coucher.

Toutes les portes qui sont reliées à la chambre à coucher doivent être fermées. Qu'il s'agisse de la porte d'entrée, de la porte de l'armoire ou de la porte de la salle de bain intérieure, aucune d'elles ne doit être entrouverte. Cela maintiendra le flux d'énergie à l'intérieur de la chambre à coucher. Cela améliorera également votre relation avec votre partenaire.

Vous voulez avoir une chambre à coucher qui sera le symbole du plaisir, de l'intimité et de l'amour. L'utilisation de la méthode Feng Shui peut vous aider à faire exactement cela.

Votre entreprise à la maison, grâce au Feng Shui

Croyez-le ou non, il ya beaucoup de gens d'affaires dans le monde entier qui utilisent les principes du Feng Shui dans leurs affaires. Beaucoup d'Asiatiques croient que le Feng Shui est nécessaire pour une bonne gestion des affaires. En fait, il ya des entrepreneurs célèbres aux États-Unis qui utilisent le Feng Shui et ont trouvé un bon succès dans leur entreprise.

Beaucoup de gens sont devenus des entrepreneurs et ont établi leur bureau à la maison. C'est une façon rentable de commencer parce qu'il n'y a pas beaucoup de frais généraux.

D'autre part, certaines personnes qui

travaillent à la maison se sentent un peu perplexes parce qu'il leur est difficile de séparer leur entreprise à domicile de leur vie personnelle et qu'elles n'ont pas beaucoup d'interaction avec les autres personnes. Cependant, le fait d'avoir une entreprise à domicile permet de surmonter les défis et les frustrations auxquels les gens font face lorsqu'ils travaillent dans un emploi de 9 à 5 ans.

Si vous cherchez à attirer la richesse et la richesse pour votre entreprise à domicile en utilisant le Feng Shui, voici quelques façons de l'intégrer :

✓ Vous devriez toujours vous asseoir avec un mur solide derrière le dos. Évitez de vous asseoir avec une fenêtre derrière vous.

✓   Vous ne devriez pas avoir un mur devant vous lorsque vous êtes à votre bureau en train de travailler ou lorsque vous entrez dans le bureau.

✓   Où que soit votre zone patrimoniale, vous devriez y avoir de l'équipement de bureau.

✓   Pour que le chi circule harmonieusement, placez les tables et les chaises dans un format stratégique.

✓   Ayez des usines de purification d'air dans votre bureau à la maison. Cela vous permettra d'avoir de l'air frais de bonne qualité et d'augmenter la quantité d'oxygène générée dans cette zone.

✓ En dehors des plantes purificatrices d'air, évitez les plantes à arêtes vives, comme le cactus.

✓ La porte d'entrée de votre bureau à domicile doit être libre de toute obstruction. S'il y a un obstacle, comme une table derrière la porte, le Chi ne fonctionnera pas correctement.

✓ Pour augmenter la présence de Chi, une bonne idée est d'installer un verre suspendu dans votre bureau à domicile.

✓ Votre bureau à domicile doit être à une bonne distance de votre chambre à coucher.

✓ Votre bureau à domicile doit être une question de productivité. Les couleurs de votre bureau à domicile devraient refléter cela.

✓ Le photocopieur ne doit pas se trouver près de la porte d'entrée principale. La chaleur dégagée par le photocopieur peut entraîner une mauvaise circulation du Chi.

✓ S'il y a un vase vide près de la porte d'entrée principale, Chi trouvera son chemin dans le vase vide. Cela nuira à l'environnement.

✓ Si vous avez des clients qui viennent vous voir, essayez de placer un vivier dans la zone de richesse. Cela vous aidera à obtenir de meilleurs résultats et probablement plus de clients, ce qui signifie plus d'argent.   Vous devez faire attention de suivre les instructions pour le faire, sinon ça ne marchera pas.

✓ Pour que Chi fonctionne correctement, installez une petite fontaine intérieure dans le coin des riches. Cette méthode vous aidera également à rester en bonne santé.

✓ Gardez vos bureaux et les zones environnantes libres de tout encombrement. Pour y remédier, les Chinois n'utilisent pas de bacs en papier. Le concept commence à faire son chemin aux États-Unis.

✓ Faites attention au type d'éclairage que vous utilisez dans votre bureau à domicile. Vous devez utiliser l'éclairage naturel et artificiel. Il ne fonctionnera pas correctement si vous n'avez pas assez de lumière naturelle.

Vous devriez également penser à obtenir d'autres types de lumières, comme les lumières à spectre complet. Ces lumières sont similaires au spectre de la lumière naturelle et ont été jugées plus saines à utiliser.

Il ya différents domaines de votre bureau à domicile qui ont besoin d'être nourris avec le Feng Shui. Dans la zone Nord, en plus du métal, on utilise l'élément Eau. Dans votre bureau à domicile, il est acceptable d'avoir des images avec des cadres noir et blanc.

La zone sud utilise le feu comme source d'énergie. Vous devriez vous abstenir d'avoir des miroirs bleus ou des images d'eau représentant cette couleur. La région du sud-est est pour les images qui représentent la prospérité et l'abondance. L'élément bois est utilisé ici. Avec ceci, vous devriez vous abstenir d'images du Feu et du Métal.

L'utilisation de ces principes du Feng Shui aidera votre entreprise à prospérer et à croître en prospérité et en abondance.

Utilisez le Feng Shui pour votre entreprise Internet

Vous pouvez utiliser le Feng Shui pour créer une harmonie pour vos sites web. Vos pages Web doivent être alignées correctement. Vous voulez que les visiteurs qui viennent sur votre site aient une navigation et un accès faciles. Ce devrait être une expérience positive pour eux.

Les pages doivent être propres et utiliser des couleurs vives pour l'arrière-plan. Si vous créez des pages Web avec une couleur sombre, cela peut être une nuisance pour ceux qui visitent votre site Web. Pour démarrer le flux Chi, vous pouvez utiliser des couleurs vives.

Le blanc et le bleu sont quelques-uns de ceux qui me viennent à l'esprit. Ces couleurs sont les symboles de l'air et de l'eau. Si vous utilisez des couleurs qui ne se mélangent pas très bien, votre site Web ne sera pas attrayant. Vous pouvez incorporer le Feng Shui maléfique si ça n'a pas l'air bon.

Évitez d'ajouter des éléments tels que des graphiques animés qui suppriment l'essence du site Web. S'il doit faire partie du site Web, assurez-vous que c'est quelque chose qui a l'air naturel.

Sur votre site Web, vous devez avoir une zone qui affiche un logo. Ce logo figurera sur toutes les pages Web que vous créerez. Évitez de mettre beaucoup de jeux et d'autres trucs sur votre site Web et vos pages Web. Cela pourrait distraire les visiteurs.

Votre site Web doit avoir une page de menu principal. Tous les éléments que vous mettez sur le site Web ne doivent pas être alignés sur un côté de l'écran ou encombrés des deux côtés de l'écran.

Ne donnez pas à votre site Web un aspect si professionnel que personne ne veut rester. Créer des sites web qui apportent harmonie et bonne ambiance aux visiteurs. Si vous voulez incorporer de la musique, utilisez une musique relaxante. Cela aidera à créer un Chi positif.

La chose importante avec la création de sites Web utilisant le Feng Shui est que vous voulez qu'ils soient simples, faciles à naviguer et ne pas paraître précipité ou salissant. Trop de choses dedans et les gens se retourneront en un clin d'œil.

Ironiquement, le fait d'avoir un site Web précipité ou en désordre peut être le reflet de la personne elle-même. Il s'agit d'avoir un flux positif pour que le bon Chi continue à couler.

Utilisation du Feng Shui pour une entreprise de vente au détail

Vous voudrez peut-être ouvrir un magasin de détail. Vous avez beaucoup de produits, mais vous n'avez aucune idée de la façon d'attirer ou de garder les clients une fois qu'ils ont mis les pieds dans votre entreprise. Vous ne comprenez pas ce qui se passe et vous avez besoin d'aide dans ce domaine.

L'utilisation des principes du Feng Shui peut changer votre situation. Voici ce que vous pouvez faire pour changer l'atmosphère de votre entreprise :

- Tu as trop de choses empilées. Les produits sont beaux, mais il n'y a aucune idée de ce qui va où. Ou peut-être se disent-ils :"Pourquoi ce produit est-il ici alors qu'il devrait être ailleurs ?"

Vous devez enlever certains produits et laisser un espace entre eux. Les regrouper ne fait que semer la confusion chez le client. Ils pensent que c'est trop pour eux.

Essayez de classer les produits dans différentes catégories.   Alors vous verrez la différence quand les clients arriveront. Ils voudront rester plus longtemps et regarder parce qu'ils ne sont pas confus ou frustrés par ce qu'ils vont acheter.

- L'énergie du Feng Shui de la porte avant à la porte arrière ne circule pas correctement. En retour, vous n'obtenez pas de clients ou de ventes. Dès que le client franchit la porte, il a besoin d'être attiré par ce que vous avez.

Soyez clair sur les produits que vous offrez et leurs avantages. Les clients veulent toujours savoir ce qu'ils en retirent. Après tout, vous faites leur promotion, alors pourquoi ne leur dites-vous pas comment ils peuvent bénéficier d'un achat ?

L'allée et la partie avant doivent être plus visibles que l'arrière. Ils verront d'abord l'entrée du magasin avant de revenir.

- Vos couloirs ne sont pas dégagés. Vous avez des choses sur la route qui créent des obstacles pour le client. Ça ne devrait pas être comme ça. Un client ne veut pas écraser ou marcher sur des choses juste pour prendre de l'avance. Faites de la place dans les allées pour faciliter l'accès aux produits.

Certaines de ces suggestions peuvent également être mises en œuvre pour Internet. Répondez à un sondage ou demandez à certains de vos clients s'il y a des choses que vous pouvez changer dans votre magasin. Vous pourriez être surpris par les réponses. Il est très important que vous vous adaptiez aux besoins du client. Sans eux, il n'y aurait pas d'affaires.

Comment obtenir un consultant en Feng Shui ?

Il ya beaucoup de gens qui ne sont pas sûrs de ce qu'il faut faire en premier quand il s'agit de Feng Shui. Il se peut qu'ils aient besoin de plus d'information pour décider s'il s'agit d'une question qui les concerne ou non. Si vous avez besoin des services d'un consultant en Feng Shui, enquêtez très soigneusement et minutieusement.

Vous pouvez probablement obtenir plus d'informations en ligne et continuer à partir de là. Notez tout ce que vous attendez du consultant. Il y a aussi quelques écoles où le Feng Shui est enseigné.

Vous voudrez peut-être vérifier pour trouver quelqu'un qui peut vous aider. Vous pouvez aussi demander aux gens que vous connaissez s'ils ont des recommandations. On ne sait jamais qui d'autre est passé par ce processus.

Une fois que vous avez trouvé des noms, interrogez-les et vérifiez leurs antécédents. N'ayez pas peur de demander des références. Ils devraient être plus que disposés à vous fournir cette information. Faites-leur savoir ce que vous cherchez. Une fois que vous l'aurez résolue, vous pourrez vérifier laquelle correspond le mieux à vos besoins.

Conclusion

Que ce soit pour améliorer votre santé,
votre vie amoureuse ou vos finances, le
Feng Shui a été incorporé comme un
moyen de le faire. La méthode fonctionne
pour le peuple chinois depuis de
nombreuses années. Depuis qu'il s'est
répandu, les gens sont curieux de savoir
comment vous pouvez les aider. Cet e-
book a fourni beaucoup d'informations
pour commencer votre voyage vers
l'abondance et d'autres choses qui
peuvent améliorer votre vie.

Si vous restez sur la bonne voie et que
vous voulez sérieusement apporter des
changements importants dans votre vie,
vous verrez une différence. Vous serez
surpris de voir à quel point vous êtes en
bonne santé. Vous serez si excité d'être

intime avec votre partenaire que cela vous
coupera le souffle. Avec vos finances,
vous pouvez avoir plus d'argent que vous
n'auriez pu l'imaginer en utilisant la
méthode Feng Shui.

Rappelez-vous simplement que tout ne
se passera pas du jour au lendemain et
qu'il vous faudra du temps avant de voir
un changement dans votre vie pour le
mieux.

Maintenant oui, je vous souhaite le
meilleur dans vos résultats, et rappelez-
vous que tout est pratique ; la théorie
sans l'action ne vous est d'aucune utilité.
Il apporte tout ce que vous apprenez dans
la vie réelle.

Un gros câlin, ton ami Jorge !

D'ailleurs, lorsque vous obtiendrez vos résultats petit à petit, je vous recommande vivement, si vous voulez améliorer vos compétences sociales, mon livre "COMMENT CONTROLER L'ANSIEDAD SOCIAL ET LES ATTAQUES PANIQUES", est un livre qui je suis sûr vous aidera beaucoup pour éviter toute forme d'anxiété. Sans plus attendre, vous pouvez le trouver dans le moteur de recherche Amazon, comme : "Comment contrôler l'anxiété sociale et les attaques de panique" ou la recherche de mon nom "Jorge O. Chiesa".... Encore une fois, je vous souhaite beaucoup de succès dans vos résultats !